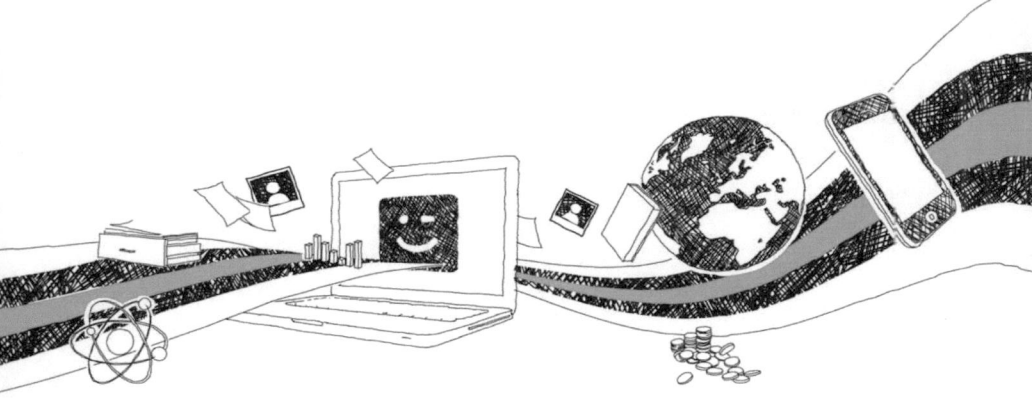
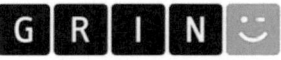

Tobias Munko

Ernährungsmythos Schokolade. Herzkreislaufschutz oder Dickmacher?

GRIN Verlag

Bibliografische Information der Deutschen Nationalbibliothek:

Die Deutsche Bibliothek verzeichnet diese Publikation in der Deutschen National-
bibliografie; detaillierte bibliografische Daten sind im Internet über http://dnb.d-
nb.de/ abrufbar.

Impressum:

Copyright © 2012 GRIN Verlag GmbH
Druck und Bindung: Books on Demand GmbH, Norderstedt Germany
ISBN: 978-3-656-95716-4

Dieses Buch bei GRIN:

http://www.grin.com/de/e-book/299272/ernaehrungsmythos-schokolade-herzkreis-
laufschutz-oder-dickmacher

GRIN - Your knowledge has value

Der GRIN Verlag publiziert seit 1998 wissenschaftliche Arbeiten von Studenten, Hochschullehrern und anderen Akademikern als eBook und gedrucktes Buch. Die Verlagswebsite www.grin.com ist die ideale Plattform zur Veröffentlichung von Hausarbeiten, Abschlussarbeiten, wissenschaftlichen Aufsätzen, Dissertationen und Fachbüchern.

Besuchen Sie uns im Internet:

http://www.grin.com/

http://www.facebook.com/grincom

http://www.twitter.com/grin_com

Universität Bielefeld

Fakultät für Gesundheitswissenschaften

Sommersemester 2012

Ernährungsmythos „Schokolade" - Herzkreislaufschutz oder doch nur Dickmacher?

Besitzt Schokolade eine cardioprotektive Wirkung?

Hausarbeit

im Rahmen der Veranstaltung

Gesundheitsbildung, Seminar „Podcast"

Tobias Munko

Inhaltsverzeichnis

1. Einleitung

Schokolade, ein Mythos? Macht Schokolade denn nun glücklich, schützt sie das Herz-Kreislauf-System oder macht sie doch nur dick? Und welche Schokolade soll man zu sich nehmen und wie viel?

Fragen wie diese, sind immer mal wieder in den Medien anzutreffen, jedoch scheinen die Antworten nicht so ganz klar zu sein. Gibt man die Begriffe „Schokolade", „Glück" und „Herzkreislauf" bei Google ein, so erhält man ca. 53.000 Seiten. Unter den ersten Ergebnissen finden sich der WDR, der NDR sowie 3sat, als auch Printmedien wie der Focus. Das Thema scheint demnach ein reges Interesse zu genießen.

Weiterhin sind Herzkreislauferkrankungen laut der Gesundheitsberichterstattung des Bundes (GBE-Bund, 2006) auf Platz 1. der häufigsten Todesursachen in Deutschland, mit den höchsten Behandlungskosten, was das Interesse an natürlichen und günstigeren Behandlungsmethoden oder ergänzenden Maßnahmen steigen lässt.

Aber was ist dran an dem Mythos „Schokolade" und enthält Schokolade cardioprotective Substanzen? Im Rahmen dieser Hausarbeit soll anhand der aktuellen Studienlage überprüft werden, ob Schokolade einen schützenden Effekt für das Herzkreislauf-System besitzt. Diese Frage ist besonders interessant, wenn man den Hintergrund der Herzkreislauferkrankungen mit einbezieht. Diese Hausarbeit stellt dabei die Grundlage für die Entwicklung eines Videopodcast zur Aufklärung ausgewählter Zielgruppen, beispielsweise Studenten der Fachrichtung „Public Health", dar. Das zur Entstehung des Videopodcast benötigte Treatment ist im letzten Kapitel als Konzept aufgeführt und soll eine exemplarische Möglichkeit der Umsetzung darstellen.

2. Methodik

Diese Hausarbeit beruht auf einer Metaanalyse der im Literaturverzeichnis aufgeführten Studien. Zunächst wurde systematisch nach aktuellen Studien, die die Themen „Schokolade", „Kakao" und „Herzkreislauf" behandeln in den Datenbanken von PubMed, MEDPILOT und Medline gesucht. Dabei kamen nach Sichtung aller möglichen Ergebnisse ab dem Jahre 2005, die einen Zusammenhang von „Schokolade", „Kakao" und „Herzkreislaufsystem" im Titel herstellten, sechs Studien infrage, die den Zusammenhang näher beschreiben. Zu den Ergebnissen gehören die Studien, „The Zutphen Elderly Study" von Buijsse et al. (2006), „Dark Chocolate Improves Coronary Vasomotion and Reduces Platelet Reactivity" von Flammer et al. (2007), „Effects of low habitual cocoa intake on blood pressure" von Taubert et al. (2007), „Chocolate consumption in relation to blood pressure and risk of cardiovascular disease in German adults" von Huijsse et al. (2010), „Chocolate consumption and cardiometabolic disorders: systematic review and meta-analysis" von Buitrago-Lopez et al. (2011) und „Der Einfluss dunkler Schokolade auf das Blutdruckverhalten in Ruhe, während und nach Belastung, sowie auf einzelne für den arteriellen Gefäßzustand relevante Stoffwechselparameter" von Vogl (2011).

Weitergehend führt das Kapitel „Hintergrund" in die Public Health Relevanz und bezüglich dieser relevante Daten ein und klärt über Inhaltsstoffe von Schokolade und deren vermuteter Wirkweise auf. Definitionen für das Kapitel „Hintergrund" stammen von der Gesundheitsberichterstattung des Bundes (2006), dem Pschyrembel (2002) und dem Robert Koch Institut (2006; 2012).

Im Kapitel „Wissenschaftliche Evidenz" wird die Frage, ob Schokolade ein den Herzkreislauf schützenden Effekt ausübt, anhand der recherchierten Studien bearbeitet.

3. Hintergrund

Das Kapitel Hintergrund beschäftigt sich mit der Public Health Relevanz und klärt über die Bestandteile von Schokolade auf. Dabei sollen zentrale Begriffe erläutert werden.

3.1. Public Health Relevanz

In der vorliegenden Hausarbeit soll untersucht werden, ob Schokolade einen positiven Effekt auf das Herz-Kreislauf-System besitzt. Die Annahme, die dabei existiert, ist ein positiver Einfluss auf den Blutdruck. Eine Relevanz für Public Health lässt sich insofern feststellen, als dass Bluthochdruck Herzkreislauferkrankungen fördert und als einer der wichtigsten Risikofaktoren für Folgeerkrankungen wie Arteriosklerose, koronare Herzkrankheit und vieler weiterer angesehen wird (RKI, 2006). Zudem berichtet das RKI (2006), dass das Risiko mit zunehmenden Blutdruckwerten linear ansteigt. Der Blutdruck wird dabei in mmHg, einer alten Messmethode der Druckmessung angegeben (RKI, 2006). Der Blutdruck besteht aus zwei Werten, dem systolischen Blutdruck und dem diastolischen Blutdruck. Beim systolischen Blutdruck handelt es sich um den Wert, der die Herzpumpkraft widerspiegelt, beim diastolischen Blutdruck um den Wert, der den Gefäßwiderstand wiedergibt (Pschyrembel, 2002). Als normotone Werte werden angegeben eine Systole von < 140 mmHg und eine Diastole von < 90 mmHg (Pschyrembel, 2002; RKI, 2006). Als grenzwertig hyperton wird ein systolischer Wert von ≥ 140 bis ≤ 149 mmHg bezeichnet bzw. ein diastolischer Wert von ≥ 90 bis ≤ 94 mmHg (Pschyrembel, 2002; RKI, 2006). Alle Werte, die den Grenzbereich hyperton überschreiten, werden als eine Hypertonie angesehen und von der WHO in drei Grade eingeteilt (Pschyrembel, 2002; RKI, 2006). Der 1. Grad ist eine Hypertonie ohne Organschäden, der 2. Grad entspricht leichten Schäden an Endorganen als auch Plaquebildungen in den Gefäßen, wohingegen der 3. Grad cardiovaskuläre Folgeerkrankungen beschreibt (Pschyrembel, 2002; RKI, 2006).

Das Robert-Koch-Institut (RKI, 2012) schreibt weiter „Nach den Daten des Bundes-Gesundheitssurvey 1998 (BGS98) haben 44 % der Frauen und 51 % der Männer im Alter von 18-79 Blutdruckwerte von mehr als 140/90 mmHg oder nehmen Blutdruckmedikamente (Antihypertensiva) ein. Von den Betroffenen wusste nur knapp die

Hälfte von ihrer Erkrankung. Etwa 40 Prozent wurden behandelt und von diesen erreichte nur ein Viertel normotone Werte."

Laut RKI (2012) werden die Blutgefäße durch stetig erhöhte Blutdruckwerte nachhaltig geschädigt. Damit steigt das Risiko für zahlreiche Herz-Kreislauf-Erkrankungen wie Herzinfarkten oder Schlaganfällen (RKI, 2012). Weiterhin kann es zu Organschäden z. B. der Nieren oder der Netzhaut kommen (RKI, 2012). „Diese Begleit- und Folgeerkrankungen sind häufig Ursache für Frühinvalidität, eingeschränkte Lebensqualität und krankheitsbedingte bzw. vorzeitige Todesfälle. Hypertonie zählt aufgrund der Verbreitung und der anfallenden Behandlungskosten zu den volkswirtschaftlich bedeutsamen Erkrankungen" (RKI, 2012).

Vor diesem Hintergrund gewinnt die Prävention von Hypertonie an Bedeutung. Falls Schokolade einen den Herzkreislauf schützenden Effekt besitzt, wäre es möglich, diese in Aufklärungs- und/oder therapeutischen Maßnahmen mit einzubeziehen und gegebenenfalls Handlungsempfehlungen auszusprechen.

3.2. Bestandteile von Schokolade

Die Wirkung von Schokolade auf das Herzkreislaufsystem wird nicht der Schokolade selbst, sondern seiner Bestandteile zugeschrieben (Vogel, 2011). Schokolade enthält einen gewissen Kakaoanteil, welcher je nach Schokoladentyp stark variieren kann. In dem Kakao sind Flavanole enthalten, genauer der Stoff „Epicachetin", welcher zur Gruppe der Flavonoide gehört (Vogel, 2011). Flavonoide sind eine Gruppe von Polyphenolen, die laut Vogel (2011) „als bioaktive Pflanzeninhaltsstoffe bezeichnet werden und in der Pflanze multiple Funktionen wie z. B. Schädlingsabwehr und Schutz vor UV-Strahlung übernehmen" (S. 14). Weitere Flavonoidgruppen sind z. B. in speziellen Tees, Rotwein und ausgewählten Obst- und Gemüsesorten enthalten (Vogel, 2011) und wurden zum Teil schon in anderen Studien erforscht. Flammer et al. (2007) schreiben dazu, „Dark chocolate contains high levels of flavonoids that exert antioxidant properties. An emerging body of evidence suggests a potential beneficial impact of a great variety of different flavonoid-rich food and beverages on cardiovascular events" (S. 2376).

4. Wissenschaftliche Evidenz

In diesem Kapitel soll anhand der vorliegenden Studien die zentrale Frage beantwortet werden. Besitzt Schokolade eine cardioprotective Wirkung?

Diese Frage ist jedoch nicht mit einem einfachen Ja oder Nein zu beantworten. So zeigt die Metaanalyse von Buitrago-Lopez et al. (2011), dass ein Zusammenhang zwischen Schokoladenkonsum und der Reduktion von Herzkreislauferkrankungen statistisch signifikant zu belegen ist. Buitrago-Lopez et al. (2011) haben sieben Studien analysiert und verglichen, in denen insgesamt 114.009 Probanden teilnahmen. Davon waren sechs als Kohortenstudien und eine als Querschnittsstudie designt (Buitrago-Lopez et al., 2011). Es kam dabei heraus, dass 5 von den 7 Studien einen signifikanten Zusammenhang belegen konnten und es zeigte sich, dass bei der Gabe der höchsten Dosen eine 37-prozentige Senkung von cardiovaskulären Erkrankungen und eine 29-prozentige Reduzierung von Schlaganfällen im Speziellen der Fall war, im Vergleich zu den niedrigsten Dosen.

Die neuste Studie von Vogl (2011) untersuchte den expliziten Zusammenhang zwischen arteriellem Blutdruckverhalten und der Einnahme von dunkler Schokolade mit einem Kakaoanteil von 70 %. Die zunächst 34 Probanden meldeten sich auf eine Zeitungsannonce zu einer kostenlosen und präventiven Herz-Lungendiagnostik. Alle Probanden wurden einer gründlichen körperlichen Untersuchung und einer umfassenden anamnestischen Befragung unterzogen. Weiterhin wurde die kardiopulmonale Leistungsfähigkeit mittels Ergometrie erhoben. Die ausschließlich männlichen Probanden waren zwischen 21 und 70 Jahre alt und wurden zufällig in zwei Gruppen randomisiert. Frauen wurden wegen der möglichen Confounder, der Zyklushormone und des schwankenden Blutdrucks während des Zyklus, aus der Studie ausgeschlossen. Weitere Ausschlusskriterien waren Vorerkrankungen wie die koronare Herzkrankheit, anamnestisch oder neu diagnostizierte arterielle Hypertonie sowie endokrine Erkrankungen wie Hyper- oder Hypothyreosen als auch Karzinome und degenerative Erkrankungen, die die Nutzung der Ergometrie nicht zuließen (Vogl, 2011).

Nach umfassender Eingangsdiagnostik mussten die insgesamt 34 männlichen Probanden 100g Schokolade täglich über sechs Wochen zu sich nehmen. Dabei erhielt die Testgruppe Schokolade mit 70 % Kakaoanteil und die Kontrollgruppe, Schokolade ohne Kakaoanteile. Alle Probanden wurden des Weiteren gebeten, ihre Lebensgewohnheiten nicht zu verändern (Vogl, 2011). Es erfolgten insgesamt zwei Untersuchungen, eine Eingangsuntersuchung und eine Abschlussuntersuchung. Nach Abschluss der sechs Wochen wurden zwei Probanden wegen Abbruchs der Schokoladeneinnahme ausgeschlossen. Vogl (2011) hat dabei folgende Parameter in die Diagnostik eingeschlossen:

- Body Mass Index
- Blutdruck nach Riva Rocci (gängigste Messmethode) in Ruhe
  o im Liegen
  o im Sitzen
  o im Stehen
- Blutdruck nach Riva Rocci bei 100 Watt Belastung auf dem Fahrradergometer (entspricht der durchschnittlichen Alltagsbelastung)
- verschiedenste Laborwerte (u. a. Thrombozyten und Cholesterin)

Vogl (2011) kam zu dem Ergebnis, dass die Einnahme von mindestens 70-prozentiger Bitterschokolade mit einer Dosis von 100g pro Tag, mehrere potenzielle protektive Wirkungen aufweist. „Als Ergebnis wurden signifikante Veränderungen der systolischen und diastolischen Blutdruckwerte im Liegen von je 3 mmHg bestimmt. In der Ergometrie wurden signifikant niedrigere systolische und diastolische Blutdruckwerte gemessen, wobei die Senkungen systolisch 4-7 mmHg und diastolisch 2-4 mmHg betrugen" (Vogl, 2011, S. 72). Weiterhin postuliert Vogl (2011) die „Verbesserung des Lipidstatus und Hemmung der Thrombozytenaktivität [...], während Nebenwirkungen wie Gewichtszunahme und Verschlechterung des Glucosehaushaltes nicht signifikant waren" (S. 73). Der Lipidstatus wurde mittels des Cholesterins bestimmt und sank insgesamt von 200 mg/dl auf 195 mg/dl, wobei das LDL (Low-Density-Lipoprotein) ebenfalls gesunken und das HDL (High-Density-Lipoprotein) gestiegen ist. Weiterhin konnte eine verringerte Aktivität der Thrombozyten (Blutplättchen) beobachtet werden, was die Gerinnung des Blutes positiv herabsetzt (Vogl, 2011).

Vogl (2011) hat dabei als Erster die Methode der Ergometrie mit einbezogen, da diese eine weitaus exaktere Messmethode bzgl. des Blutdrucks darstellt. Faktoren wie Nervosität und psychische Gedankenprozesse würden laut Vogl (2011) während einer Ergometriebelastung quasi bedeutungslos, während die Messung in Ruhe einer hohen Fehlerquote unterliege.

Ältere Studien von Buijsse et al. (2006) ergaben, dass die Einnahme von 4g Kakao pro Tag eine durchschnittliche Senkung des Blutdrucks von systolisch 3,7 mmHg und diastolisch 2,1 mmHg bewirken. Dabei entsprechen 4g Kakao ca. 10g Zartbitterschokolade mit mindestens 70-prozentigem Kakaoanteil (Buijsse et al., 2006).

Eine weitere Studie von Flammer et al. (2007), die den Einfluss von dunkler Schokolade (70 % Kakaoanteil) auf 22 Patienten mit Herztransplantat untersuchte, ergab eine Korrelation zwischen der Einnahme von 40g Schokolade und einer Gefäßerweiterung, einer verbesserten koronaren Durchblutung, einer verringerten Blutplättchenadhäsion (einer geringeren Gerinnung des Blutes) und einer nachweislich gestiegen Konzentration von Epicachetin im Blut, 2 Stunden nach Einnahme. Darüber hinaus konnte eine Verringerung des oxidativen Stresses im Blutserum nachgewiesen werden, sprich die antioxidative Wirkung des Stoffes Epicachetin (Flammer et al., 2007). Diese Studie wurde ebenfalls randomisiert und kontrolliert durchgeführt, wobei die Studie als Doppel-blind-Studie angelegt war, um einen expectation Bias auszuschließen.

Buijsse et al. (2010) untersuchten im Rahmen der „Potsdam arm of the European Prospective Investigation into Cancer" den Einfluss des Ernährungsverhaltens auf den Gesundheitszustand der Probanden. An der Erstbefragung von 1994-1998 nahmen 27.548 Probanden teil, davon waren 10.904 männlich und 16.644 weiblich. Die Probanden deckten eine Altersspanne von 40-65 Jahren ab. Es wurden seither 3 Follow-ups durchgeführt, im Schnitt alle 3 Jahre. Seither gibt es eine Antwortquote von 70,3 %, was schlussendlich 19.357 Probanden entspricht. Diese mussten laut Buijsse et al. (2010) einen Fragenkatalog von 148 Fragen ausfüllen, was lediglich aus Selbstangaben geschah. Dabei kam heraus, dass 57 % der Probanden Milchschokolade, 24 % dunkle Schokolade (Kakaoanteil unbekannt), 2 % weiße Schokolade und 17 % einen misch aus Weißer, Milch- und dunkler Schokolade verzerrter. Bei den Probanden, die ausschließlich dunkle Schokolade zu sich nahmen, war eine Senkung des Blutdrucks von der Systole -1,6 mmHg und der Diastole -1,3 mmHg zu verzeichnen. Dadurch kamen Buijsse et al. (2010) zu dem Schluss, dass der Konsum von dunkler Schokolade im Allgemeinen das Risiko von Herzkreislauferkrankungen zu senken scheint, mit dem Blutdruck als Mediator. Buijsse et al. (2010) verwiesen jedoch auf die starken Schwächen der Studie, da diese auf Selbstangaben beruhe und nur der Konsum von Schokolade im Allgemeinen abgefragt wurde und z. B. weitere kakaohaltige Lebensmittel außer Acht gelassen wurden. Des Weiteren wurde in den Studienergebnissen nicht auf die Verzerrmengen eingegangen.

Eine sechste Studie von Taubert et al. (2007) untersuchte 44 Probanden mit einer leicht grenzwertigen Hypertonie als auch einer Hypertonie 1. Grades (vgl. Kapitel Hintergrund), die nicht medikamentös behandelt wurden, für insgesamt 18 Wochen. Von den 44 Probanden waren 24 weiblich und 20 männlich, wobei das Alter zwischen 56 und 73 Jahren lag. Die Studie wurde randomisiert und kontrolliert durchgeführt, wobei die Teilnehmer allerdings nicht „verblindet" waren. Die Aufgabe der Probanden war die Einnahme von 1 Stück Schokolade einer 100g Tafel, bestehend aus 16 Stücken, was der Einnahme von 6,3g Schokolade pro Tag entsprach. Die Probanden wurden nach einer einschlägigen Eingangsuntersuchung mehrerer Kontrolluntersuchungen unterzogen, welche nach der 6. Woche und nach der 12. Und 18. Woche stattfanden. Zudem wurde, um den Kurzzeiteffekt zu untersuchen, direkt nach Einnahme sowie nach der 60., 120., 240., 360. und 480. Minute eine Kontrolluntersuchung des Blutdrucks gemacht. Dabei fanden Taubert et al. (2007) heraus, dass sich bei der Gabe von 6,3g dunkler Schokolade im Vergleich zu der weißen Testschokolade nach 6 Wochen keine Langzeiteffekte nachweisen ließen, jedoch nach der 12. Woche ein im Schnitt gesenkter Blutdruck von systolisch -2,4 mmHg und diastolisch von -1,3 mmHg zu registrieren war. Der Effekt verstärkte sich bei der Schlussuntersuchung noch einmal im Mittel auf systolisch -2,9 mmHg und diastolisch -1,9 mmHg. Weiterhin konnte in den 18 Wochen auf Basis der 44 untersuchten Probanden die Hypertonieprävalenz um 18 % reduziert werden. Dabei sank die Erkrankungsrate von 86 % auf 68 % (Taubert et al., 2007). Weiterhin fanden Taubert et al. (2007) ebenfalls einen Zusammenhang zwischen der Einnahme von dunkler Schokolade, dem Stoff Epicachetin und der Senkung des oxidativen Stresses im Blutserum, sprich auch hier wurde wie in der Studie von Flammer et al. (2007) eine antioxidative Wirkung beobachtet.

Zusammenfassend lässt sich sagen, dass alle sechs aufgezeigten Studien einen Zusammenhang zwischen dem Konsum dunkler Schokolade und der Reduzierung des Blutdrucks herstellen konnten. Zudem ist eine antioxidative Wirkung des Stoffes Epicachetin in den Studien von Taubert et al. (2007) und Flammer et al. (2007) beschrieben worden, was ebenfalls dem Gefäßstatus zugutekommt. Die Studien von Vogl (2011) und Flammer et al. (2007) fanden einen Zusammenhang zwischen dem Verzehr dunkler Schokolade und der verminderten Thrombozytenaktivität (=gesenkte Blutgerinnung) heraus. Die Studie von Vogl (2011) weist außerdem auf einen verbesserten Lipidstatus hin, bei Verzehr von dunkler Schokolade mit einem Kakaoanteil von mindestens 70 %.

5. Fazit

Der Verzehr von dunkler Schokolade (mit einem Anteil von mindestens 70 % Kakao) wirkt sich positiv auf das Herzkreislaufsystem aus. Wie die Studien gezeigt haben, wird der Blutdruck im Mittel sowohl systolisch als auch diastolisch gesenkt. Weiterhin zeigte sich, dass Flavonoide antioxidative sowie sich bezogen auf den Lipidstatus positive Eigenschaften besitzen. Außerdem ist dunkler Schokolade ein gerinnungshemmeder Effekt zuzuweisen.

Weiterhin wurde wiederholt darauf hingewiesen, dass nicht die Schokolade selbst, sondern der in ihr enthaltene Kakaoanteil und die im Kakao enthaltenen Flavonoide für diese Effekte verantwortlich sind. Vogl (2011) meinte dazu, „als Effekte von Flavonoiden wurden eine Verbesserung der Insulinsensitivität, eine verminderte Inflammation, eine verbesserte Endothelfunktion, ein verminderter oxidativer Stress, eine verbesserte Koronardurchblutung, sowie ein geringeres KHK-Risiko und eine reduzierte Sterblichkeit der koronaren Herzkrankheit beschrieben, sodass der Kakao und die dunkle Schokolade zukünftig möglicherweise einen bedeutsamen Stellenwert als präventive Nahrungsmittel einnehmen könnten" (S. 7). Das bedeutet, dass nicht nur Schokolade mit einem Kakaoanteil von über 70 %, sondern auch andere kakaohaltige Nahrungsmittel einen ähnlichen Effekt bewirken könnten, dies bleibt jedoch noch zu untersuchen.

Nicht geklärt bleibt allerdings die genaue Menge, da, wie ebenfalls in den Studien geäußert wurde, eine maßlose Einnahme an Schokoladen- oder Kakaoprodukten die Wirkung schnell durch eine drastische Gewichtszunahme umkehren könnte. Dies bleibt jedoch auch weiterhin zu untersuchen.

Ebenfalls ist die Zahl der Probanden in der Regel sehr gering, was zu Lasten der statistischen Power geht. Weiterhin laufen bisher keine Langzeitstudien mit einer direkten Fragestellung bezüglich des Konsums von dunkler Schokolade oder Kakaoprodukten im Zusammenhang mit der Senkung von cardiovaskulären Erkrankungen.

Um klare Handlungsempfehlungen geben zu können, fehlt weiterhin fundierte Evidenz. Jedoch ist ein klarer Zusammenhang erkennbar, der den kontrollierten Genuss von dunkler Schokolade mit einem Kakaoanteil von über 70 % und einem den Herzkreislauf schützenden Effekt herstellt. Damit kann dem Mythos, „Schokolade macht dick", zumindest wenn man sie in Maßen genießt, entgegnet werden. Weiterhin kann die Frage: „besitzt Schokolade eine cardioprotektive Wirkung?", mit Ja beantwortet werden, wenn auch die Schokolade die oben mehrfach erwähnten Kriterien erfüllen muss. Schokolade ist hier also nicht gleich Schokolade, und wie sich unter anderen das Ernährungsteam der Universitätsklinik Greifswald (2008) dazu äußerte, „die Menge macht das Gift" (S.10).

6. Treatment

Die Handlung beginnt mit zwei jungen Frauen, die gerade an einem Spinningkurs in einem Fitnessstudio teilgenommen haben. Man sieht wie die beiden Frauen an die Erfrischungstheke des Studios gehen. Eine der beiden jungen Frauen (a) bestellt sich ein Wasser, die andere (b) bestellt sich ebenfalls ein Wasser und kramt nebenbei in ihrer Sporttasche und zieht einen Zartbitter-Schokoriegel heraus. (a) guckt (b) völlig verwundert an, und fragt sie, warum sie denn Schokolade nach einem Spinnigkurs essen würde? Da hätte sie doch gleich wieder alle Kalorien zu sich genommen. (b) erklärt ihr dabei in Ruhe, dass das gar nicht der Fall sei, das wäre ein Mythos, dass Schokolade pauschal dick machen würde. (b) berichtet noch über einen Artikel, den sie vor kurzem erst gelesen hat und verspricht (a), diesen zu suchen, dann könne sie sich selbst überzeugen. (a) Tut die Sache erst einmal etwas ungläubig ab, zeigt jedoch Interesse an dem Thema und würde den Artikel gern mal lesen. An der Stelle beginnt ein Off Text, der über die aktuelle Studienlage berichtet, und was diese herausgefunden habe. Dabei kommt heraus, dass dunkle Schokolade mit über 70 % Kakaoanteil, wenn man sie in Maßen genießt, durchaus einen Herzkreislauf schützenden Effekt besitze und dabei keine Gewichtsveränderung eintrete. Nach dem Off Text spielt eine Zwischenszene, in der die beiden jungen Frauen gerade wieder ins Fitnessstudio hineingehen. In der Umkleide zieht (b) als Erstes eine Zeitschrift aus ihrer Sporttasche und gibt diese (a). (a) bedankt sich und freut sich darauf, den Artikel lesen zu können, während (b) noch erwähnt, dass zufällig heut Abend noch eine Reportage über das Thema laufen würde, daran nimmt auch die Verfasserin des Artikels teil. (a) Freut sich und fragt noch nach dem Sender und der Uhrzeit, dann verschwinden die beiden in Richtung Spinningraum. Als Nächstes wird die „Reportage" in Form eines Interviews mit der Ernährungsexpertin des Artikels gezeigt. Diese erzählt zusätzlich etwas über die gefundenen Ergebnisse und Studien und welche Inhaltsstoffe der Schokolade, speziell im Kakao, in welcher Konzentration denn genau wirken. Die letzte Szene zeigt wieder die beiden jungen Frauen, (a) sitzt schon an der Theke des Fitnessstudios, wiederum nach dem Spinningkurs und genießt einen Kakao, während (b) dazu kommt und sich amüsiert über den Kakao äußert, dass dieser ja auch nicht gerade figurfreundlich sei, worauf (a) und (b) anfangen zu lachen. (a) berichtet noch, dass der Artikel und die Reportage ja voll überzeugend gewesen seien und dass man nun endlich mit ruhigem Gewissen Schokolade genießen könnte, auch wenn es sich dabei um Schokolade mit mindestens 70 % prozentigem Kakaoanteil handeln müsste. (b) meint darauf, dass sie doch aber einen Kakao trinken würde, worauf (a) antwortet, dass ja nicht die Schokolade selbst, sondern der Kakao die Wirkung erzielen würde und dass sie dunkle Schokolade nicht so gern mag wie einen Kakao. (b) sagt noch lächelnd, dass es schade sei, dass ja die Menge das Gift machen würde. Damit endet die Handlung.

Literatur

Flammer, A.-J. et al. (2007). Dark Chocolate Improves Coronary Vasomotion and Reduces Platelet Reactivity. Circulation , 116, 2376-2382 (originally published online November 5, 2007), doi: 10.1161/CIRCULATIONAHA.107.713867(06.06.2012).

Gesundheitsberichterstattung des Bundes (2006). Gesundheit in Deutschland. Text: Herz-Kreislauf-Krankheiten Kapitel 1.2.2. Verfügbar unter: http://www.gbe-bund.de/gbe10/ergebnisse.prc_tab?fid=10402&suchstring=Herz-Kreislauf&query_id=&sprache=D&fund_typ=TXT&methode=2&vt=1&verwandte=1&p age_ret=0&seite=&p_lfd_nr=1&p_news=&p_sprachkz=D&p_uid=gast&p_aid=642370 71&hlp_nr=3&p_janein=J (11.06.2012).

Buijsse, B. et al. (2010). Chocolate consumption in relation to blood pressure and risk of cardiovascular disease in German adults. In European Heart Journal - Clinical Research, doi:10.1093/eurheartj/ehq068(06.06.2012).

Buijsse, B. et al. (2006). Cocoa Intake, Blood Pressure, and Cardiovascular Mortality. The Zutphen Elderly Study. Arch Intern Med., 166, 411-417, doi: 10.1001/archinte.166.4.411(06.06.2012).

Buitrago-Lopez, A. et al. (2011). Chocolate consumption and cardiometabolic disorders: systematic review and meta-analysis. BMJ, 343, doi: 10.1136/bmj.d4488(06.06.2012).

Pschyrembel (2002). Klinisches Wörterbuch. 259.Auflage. Berlin, New York: Walter de Gruyter.

Robert Koch Institut (RKI) (2006). Gesundheit in Deutschland. Verfügbar unter: http://edoc.rki.de/documents/rki_fv/relXEvoVYRBk/PDF/29CTdE8YupMbw75.pdf (14.06.2012).

Robert Koch Institut (RKI) (2012). Allgemeines zu Bluthochdruck (Hypertonie). Verfügbar unter: http://www.rki.de/DE/Content/Gesundheitsmonitoring/Gesundheitsthemen/Krankheite n/HKK/Hypertonie/Hypertonie_inhalt.html (14.06.2012).

Taubert, D. et al. (2007). Effects of Low Habitual Cocoa Intake on Blood Pressure and Bioactive Nitric Oxide. A Randomized Controlled Trial. JAMA, 298(1), 49-60.

Universitätsklinikum Greifswald (2008). Die Menge macht das Gift – Ernährungsteam berät Patienten und Mitarbeiter. In UKG Live – Leben am Uni-Klinikum (Hrsg). Mitarbeiterzeitung. Ausgabe 4/2008. Verfügbar unter: http://www.medizin.uni-greifswald.de/fileadmin/user_upload/presse/mitarbeiterzeitung/Mitarbeiterzeitung_4_ 2008.pdf (15.06.2012).

Vogl, J. (2011). Dissertation. Der Einfluss dunkler Schokolade auf das Blutdruckverhalten in Ruhe, während und nach Belastung, sowie auf einzelne für den arteriellen Gefäßzustand relevante Stoffwechselparameter. Verfügbar unter: http://www.diss.fu-berlin.de/diss/servlets/MCRFileNodeServlet/FUDISS_derivate_000000008783/Promo tion,_20.12.2010,J.Vogl,ohneLebenslauf.pdf?hosts= (08.06.2012).

13